AF295969

LETTRE

ADRESSÉE

A M. LE D͏ʳ IMBERT GOUBEYRE

PROFESSEUR

A L'ÉCOLE DE MÉDECINE DE CLERMONT-FERRAND

PAR

LE D͏ʳ LÉON SIMON FILS

SECRÉTAIRE GÉNÉRAL DE LA SOCIÉTÉ MÉDICALE HOMŒOPATHIQUE DE FRANCE

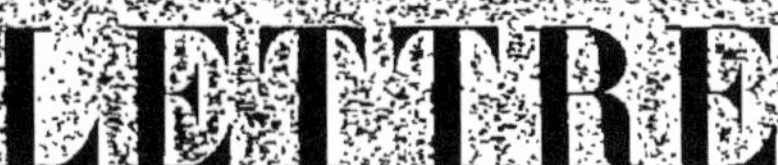

PARIS

J. B. BAILLIÈRE ET FILS

LIBRAIRES DE L'ACADÉMIE IMPÉRIALE DE MÉDECINE

Rue Hautefeuille, 19

| **Londres** | **Madrid** | **New-York** |
| HIPP. BAILLIÈRE | C. BAILLY-BAILLIÈRE | BAILLIÈRE BROTHERS |

LEIPZIG, E. JUNG-TREUTTEL, 10 QUERSTRASSE

1865

LETTRE ADRESSÉE

A M. LE PROFESSEUR

IMBERT-GOURBEYRE

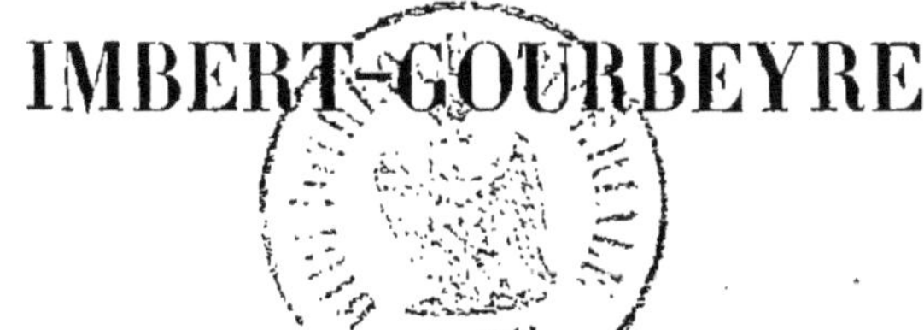

PARIS. — IMP. SIMON RAÇON ET COMP., RUE D'ERFURTH, 1.

LETTRE ADRESSÉE

A M. LE PROFESSEUR

IMBERT-GOURBEYRE

A PROPOS DES

LECTURES PUBLIQUES SUR L'HOMOEOPATHIE

FAITES AU PALAIS DES FACULTÉS DE CLERMONT-FERRAND

PAR

LE Dr LÉON SIMON FILS

EXTRAIT DU BULLETIN DE LA SOCIÉTÉ MÉDICALE HOMŒOPATHIQUE DE FRANCE

PARIS

J. B. BAILLIÈRE et FILS

LIBRAIRES DE L'ACADÉMIE IMPÉRIALE DE MÉDECINE

Rue Hautefeuille, 19

Londres	Madrid	New-York
HIPP. BAILLIÈRE	C. BAILLY-BAILLIÈRE	BAILLIÈRE BROTHERS

LEIPZIG, E. JUNG-TREUTTEL, 10, QUERSTRASSE

1865

[illegible]

[illegible]

[illegible]

[illegible]

[illegible]

[illegible]

LETTRE ADRESSÉE

A M. LE PROFESSEUR

IMBERT-GOURBEYRE

A PROPOS DES LECTURES PUBLIQUES SUR L'HOMŒOPATHIE FAITES AU PALAIS DES FACULTÉS DE CLERMONT-FERRAND (1)

Très-honoré confrère,

Mon premier soin, en m'adressant à vous, sera de vous exprimer toute la gratitude des membres de notre Société, pour la bonne pensée que vous avez eue de les mettre en possession de votre livre dès le premier jour de sa publication ; le second, de vous expliquer comment, ayant été chargé par notre président de rendre compte de vos *Lectures publiques sur l'homœopathie*, je me suis décidé à vous adresser une lettre, au lieu de me borner à rédiger un rapport.

Deux raisons m'y ont déterminé. Il m'a paru d'abord qu'une analyse de vos leçons serait chose inutile, par cela seul que tous nos confrères les ont lues avec une curiosité avide, qu'ils ont admiré l'éclat du style et le talent d'exposition, que tous ont applaudi à l'œuvre que vous aviez entreprise et rendu un juste hommage au dévouement et à la hardiesse du professeur qui n'a pas

(1) Chez J. B. Baillière et fils, 19, rue Hautefeuille.

craint de proclamer les vérités hahnemanniennes jusque
sous les voûtes du palais des facultés de Clermont.

J'ai dû remarquer ensuite que votre ouvrage avait
un double caractère, qu'il était à la fois didactique et
critique ; didactique dans les pages consacrées à la défense de l'homœopathie ; critique dans les passages où
vous avez apprécié la faiblesse de l'allopathie, la tac-
tique de ses représentants vis-à-vis de Hahnemann,
enfin la position prise par nos maîtres et par plusieurs d'entre nous vis-à-vis de la science et de la tradition.

Or, si j'applaudissais de tout cœur à la première
partie de votre œuvre, il n'en était pas de même pour
la seconde. Il me semblait qu'il y avait, dans les reproches que vous adressez à ceux qui prennent le titre
d'*homœopathes*, plus d'un malentendu qu'il importait
de faire cesser ; et, dans cette occurrence, le mieux m'a
paru de vous prendre pour juge des raisons qui nous
guident, et de vous exposer, avec tous les développements qu'ils comportent, les motifs qui nous retiennent
dans les rangs de l'homœopathie et nous empêchent de
pénétrer au milieu de ceux de l'éclectisme.

Tel est l'objet de cette lettre. Recevez-la, je vous prie,
avec bienveillance, et voyez seulement l'intention qui
la dicte, je veux dire le désir de reconnaître le juste et
le vrai.

Le double caractère de votre ouvrage trace lui-même
la division de ce travail, où je constaterai d'abord toute
l'étendue de votre adhésion et l'importance de vos cri-
tiques, et où j'examinerai ensuite ces dernières.

[illegible]

Votre défense de l'homœopathie est un magnifique hommage rendu à Samuel Hahnemann. A ce titre nous sommes fiers de votre approbation, et des termes dans lesquels vous l'avez formulée. Nous en sommes d'autant plus fiers que sur les trois points discutés par vous : la loi des semblables, l'expérimentation pure et les doses infinitésimales, vous avez admirablement justifié votre adhésion.

On n'est plus, en effet, en droit de jeter le ridicule sur la loi des semblables, lorsque celle-ci supporte, ainsi que vous l'avez prouvé, la triple épreuve de l'histoire, de l'expérience et de la raison, lorsqu'elle conduit à des applications pratiques rigoureuses et donne à la science une certitude jusqu'alors inconnue. Or, il suffit de lire vos premières leçons pour juger qu'il en est réellement ainsi.

N'avez-vous pas établi d'abord que cette loi, méconnue par le plus grand nombre, avait été entrevue par les génies les plus illustres dont la science s'honore, ce qui vous a fait dire :

« Ce principe a trois grandes époques de floraison, l'époque d'Hippocrate, l'époque de Paracelse et l'époque de Hahnemann. C'est à cette dernière qu'il a reçu le plus magnifique développement. Jusqu'alors il était resté pour ainsi dire à l'état latent (1). »

N'avez-vous pas montré ensuite que c'était par l'ex-

(1) V. *Lectures publiques*, p. 56.

périence seule, appuyée sur une induction légitime, que Hahnemann l'avait reconnue et formulée, et que l'expérience venait encore la justifier chaque jour? Ainsi que vous l'avez dit, « on ne peut toucher au moindre médicament venu, sans rencontrer à chaque pas la loi de similitude. Elle ressort incessamment de la comparaison du fait physiologique et du fait thérapeutique. Un médicament a-t-il par lui-même la propriété de produire des éruptions à la peau, voici que sur le terrain de la thérapeutique il a aussi la propriété de guérir des éruptions analogues. Le soufre, l'arsenic, les cantharides, provoquent des éruptions nombreuses ; or, ces trois médicaments sont les remèdes héroïques d'un grand nombre de maladies cutanées. C'est avec des médicaments qui par eux-mêmes produisent des convulsions et des douleurs, que nous combattons tous les jours des maladies convulsives et douloureuses, témoin l'éther, la belladone, la feuille d'oranger et l'opium. Les médicaments qui sont fébrigènes, qui peuvent produire par eux-mêmes la fièvre, deviennent d'excellentes fébrifuges : exemples l'arsenic et le quinquina.

« Les agents paralysigènes, ou producteurs de la paralysie, sont de bons remèdes de la paralysie, comme le phosphore et la noix vomique. Cette action similaire se retrouve dans le copahu pour la blennorrhagie, et dans l'aconit pour les névralgies. »

Vous avez même ajouté : « Qu'on poursuive ainsi tous les médicaments, en étudiant successivement leur action sur la tête, le système nerveux, les intestins, la respiration, la circulation, les membres et la peau, et que l'on mette, en face de ces propriétés physiologiques, les résultats thérapeutiques que l'on obtient avec ces agents divers, et on conclura nécessairement que la loi des semblables est le fait le plus général, le fait dominant de la pharmacodynamie (1). »

Ceci reconnu, vous en avez cherché la raison, et vous l'avez trouvée dans la définition même du médicament, lequel, selon vous, est aussi un poison.

C'était déjà l'idée à laquelle Hahnemann s'était arrêté dès le début de ses études de matière médicale, et qu'il avait émise en tête du *de Viribus*, la formulant en ces termes : « Quæ vere corpus nutriunt, alimenta ; quæ vero hominis statum in ægrotum, ideoque ægrotum in sanum, vel parva quantitate ingesta, mutare valent, medicamenta appellantur (2). »

Il en est de même pour vous. Ainsi que vous le dites :

« C'est un fait universel que tous nos véritables remèdes sont au fond des poisons ; » ce qui vous a fait ajouter : « ... La puissance thérapeutique est liée essentiellement à la puissance pathogénétique, vérité parfaitement exprimée par l'adage traditionnel : *Ubi virus, ibi virtus* (3). » Et encore :

« Ce qui tue peut guérir ;

« Ce qui est morbigène est morbifère ;

« Ce qui produit la maladie peut combattre la maladie (4) ; » principes qui vous ont conduit à cette conclusion :

« D'une manière générale, c'est par la maladie que

(1) *L. c.*, p. 28 et 29.
(2) *De viribus medicamentorum positivis*, edidit Quin. Introd.
(3) *L. c.*, p. 31.
(4) *L. c.*, p. 35.

nous combattons la maladie. C'est par une maladie artificielle, provenant d'un médicament, que nous combattons la maladie naturelle. C'est par le semblable que nous luttons contre le semblable. Ainsi, la loi de similitude est toute trouvée *à priori* (1). »

Votre adhésion étant complète sur ce point devait l'être également par rapport à l'expérimentation pure, cette première conséquence de la loi de similitude, dont vous avez établi la valeur par une ingénieuse comparaison : celle du chemin de fer.

« Pour les homœopathes, avez-vous dit, tout chemin de fer doit être nécessairement à deux voies, parce qu'ils ont une double voie d'expérimentation, expérimentation sur l'homme en santé, expérimentation sur l'homme malade. Ils ont à leur disposition un double train, le train de la santé et le train de la maladie (2). »

Voulant alors préciser l'utilité de ces deux voies, vous l'avez fait en comparant les résultats auxquels elles conduisent avec ceux auxquels on arrive quand on n'en suit qu'une, et vous vous êtes exprimé ainsi : « L'homœopathe, au moyen de ces deux voies, conclut incessamment des propriétés physiologiques des médicaments à leur application thérapeutique, et *vice versâ*; tandis que l'allopathe, ne suivant que la seconde voie, voyage sur elle sans guide et à l'aventure, ne découvrant jamais qu'à la longue et à travers les plus grandes difficultés les maladies correspondant à l'action réelle des médicaments.

(1) *L. c.*, p. 54.
(2) *L. c*, p. 54.

« L'homœopathe peut toujours prévoir et vérifier en vertu de sa loi. L'allopathe n'a pas cette faculté de prévision ; il ne peut pas vérifier, puisqu'il n'a pas prévu : différence énorme au point de vue du progrès et de la certitude thérapeutique (1). »

Or, avec la loi des semblables et l'expérimentation pure, cette certitude devient telle qu'on peut, ainsi que vous l'avez dit, résoudre ce double problème :

« Une maladie étant donnée, trouver le remède qui lui convient ;

« Un remède étant donné, trouver la maladie à qui il correspond (2). »

Toutes ces remarques vous ont permis d'ajouter : « L'homœopathe, dans l'application de ses remèdes est guidé par une loi reposant sur la double expérience de l'homme sain et de l'homme malade. Il contrôle incessamment l'expérience sur l'homme sain par l'expérience sur l'homme malade, et réciproquement, tandis que l'allopathe se contente d'expérimenter sur l'homme malade sans aucune règle. Il administre le quinquina et la belladone, parce qu'on l'a fait avant lui dans tels et tels cas. Mais il lui serait impossible de savoir *à priori* s'il peut administrer ces remèdes en pareille occasion. Par le fait de l'empirisme, il est inévitablement condamné à la routine.

« ..... Et c'est ce qui fait que cette terre de l'allopathie est frappée, comme le fut autrefois l'Égypte, de plaies nombreuses, parmi lesquelles, avez-vous dit,

(1) *L. c.*, p. 78 et 79.
(2) *L. c.*, p. 69.

j on distingue quatre principales : le scepticisme, l'empirisme, la fantaisie et la polypharmacie. »

On ne pouvait mieux reconnaître la faiblesse de l'allopathie et la puissance de la découverte de Hahnemann.
Sous ce rapport, votre adhésion nous est d'autant plus
précieuse qu'elle est plus absolue et plus complète-
ment justifiée.

Restait l'action des doses infinitésimales, ce fait
étrange au premier abord, et qu'on ne peut nier cependant sans se mettre en opposition avec la science,
même avec les sciences physiques et chimiques devant
lesquelles on fait trop souvent aujourd'hui plier la
thérapeutique.

Or, cette action, vous l'avez admise sans restriction
aucune, mais aussi vous lui avez donné la véritable
place qui lui appartient. Vous avez eu raison de le dire :
« l'homœopathie ne consiste pas exclusivement dans
les doses infinitésimales, comme ses adversaires l'ont
répété à outrance (1), » et cela pour une raison bien
simple, c'est que l'homœopathie est une doctrine et la
dose un moyen.

Vous avez eu parfaitement raison aussi de proclamer
la nécessité de recourir, suivant les circonstances, à
toutes les atténuations ; car c'est l'enseignement et la
pratique de nos maîtres.

L'emploi des doses infinitésimales étant ainsi réduit
à ses véritables limites, vous avez montré que la physique nous l'expliquait par le fait même de la divisibi-
lité de la matière, la physiologie par des faits analogiques

(1) L. c., p. 165.

saisissants, la pathologie par le développement des maladies miasmatiques et virulentes, la thérapeutique par
des guérisons sans nombre et des statistiques irrécu-
sables. Ce qui vous autorisait à dire : « Nier la thérapeutique hahnemannienne, c'est jouer gros jeu ; car les homœopathes sont en droit tout aussi légitime d'attribuer
à la nature les faits thérapeutiques affirmés par leurs
adversaires (1)... Non-seulement la négation des doses
infinitésimales est une injure faite au bon sens scien-
tifique, mais elle devient la négation de toute la thérapeutique, quelle que soit la dose des médicaments
employés, par la simple raison que tous les arguments
mis en avant contre les doses homœopathiques sont
tout aussi valables contre les doses traditionnelles (2). »

Vous aviez donc mille raisons de vous écrier comme
vous l'avez fait en terminant : « Oui, il faut réformer
notre posologie par l'adjonction des doses infinitésimales, et alors elle deviendra une échelle immense ;
en haut, les doses toxiques, au milieu, les doses
moyennes ; au dessous et à des degrés non encore limités,
les doses infinitésimales. Le médicament peut guérir à
toute espèce de dose. On peut être à la rigueur homœopathe sans pratiquer les doses hahnemanniennes ; mais
on ne peut être médecin complet sans elles, parce qu'il
est une foule de cas où les doses infinitésimales sont
préférables, et parce qu'il est des médicaments qui ne
peuvent agir qu'à ces doses. » Vous avez seulement
placé ici une restriction en disant : « Et d'un autre côté,
il est des cas où les doses massives ou réfractées doivent

(1) L. c., p. 179.
(2) L. c., p. 180.

être employées de préférence, comme aussi il est quelques médicaments qui ont peu ou point d'action au dessous des doses traditionnelles. En un mot, pour combattre la maladie, il faut être armé de toutes pièces; il faut avoir de la grosse et de la petite artillerie, toute espèce de revolvers et de munitions, depuis le boulet jusqu'à la balle et au menu plomb, depuis le bol et la pilule jusqu'aux globules à toute espèce de dilutions (1). »

J'ai voulu, très-honoré confrère, vous emprunter les citations qui précèdent, parce qu'elles font voir toute l'étendue de vos convictions par rapport à l'homœopathie. On ne sera pas surpris, après les avoir lues, que vous ayez ajouté ce dernier trait : « S'il y a une foi thérapeutique, c'est surtout chez les homœopathes. Ils l'ont même dans quelques cas trop forte et trop robuste (nous reviendrons plus tard sur ce fait); s'il y a une règle et une médecine exacte et rationnelle, c'est bien dans leur école, qui est fondée sur la règle et la raison de la loi des semblables ; s'il y a une médecine physiologique, c'est à coup sûr chez eux, puisque leur thérapeutique a pour point de départ la physiologie même des médicaments (2). »

Il était impossible de s'expliquer plus nettement et de nous mieux venger du mépris dont on nous accable et des objections puériles qu'on nous oppose.

II

Et cependant vous avez mis à votre approbation des

(1) *L. c.*, p 205.
(2) *L. c.*, p. 99.

restrictions importantes : il est temps de les rappeler.

Vous avez dit en premier lieu : « Je ne suis ni allopathe ni homœopathe, je me contente de rester médecin (1). » Cela résultait pour vous de la définition que vous aviez donnée de l'homœopathie en disant : « L'homœopathie n'est tout simplement qu'une question de thérapeutique, c'est une autre méthode de guérir spéciale, à côté de plusieurs autres très-légitimes et très-réelles (2). »

Cette opinion, vous le saviez, n'est pas généralement partagée : vous l'avez reconnu sans détour dans ce passage : « Il existe à cette heure parmi les homœopathes deux camps bien distincts, le premier est le camp des homœopathes exagérés, qu'on appelle aussi les homœopathes purs. Ils voient dans la doctrine du maître bien plus qu'une simple méthode thérapeutique. Pour eux, c'est une médecine toute nouvelle appelée à renverser de fond en comble la médecine ancienne. Outre la thérapeutique, il doit y avoir une physiologie et une pathologie homœopathiques. Ces prétentions antiscientifiques n'ont pas peu contribué à arrêter les progrès de l'homœopathie. »

« L'autre camp est celui des homœopathes éclectiques, et c'est le plus nombreux. Ils n'acceptent les travaux du maître que sous bénéfice de contrats et d'inventaire. Ils repoussent ses erreurs en pathologie, et se rallient seulement aux deux principes fondamentaux de la doctrine, la loi des semblables et la question des doses infinitésimales, tout en rejetant encore à ce sujet des

(1) *L. c.*, p. 38.
(2) *L. c.*, p. 20

erreurs de détail. J'appartiens pour mon compte à cette fraction éclectique, et je ne défends que l'homœopathie réduite à sa juste valeur (1). »

« Ainsi, par exemple, je suis en communion avec la majorité sur la chimie, la physique et l'histoire naturelle, sur la physiologie, la pathologie et même la thérapeutique générale, seulement, sur le terrain de la thérapeutique spéciale, en matière médicale, en pharmacodynamie, je me sépare de la majorité, et j'accepte la réforme hahnemannienne (2). »

Si j'ai applaudi sans réserve à la première partie de votre ouvrage, je ne puis accepter sans discussion les reproches que contiennent ces dernières citations ; car si vous appartenez à la fraction éclectique, j'appartiens à celle des homœopathes que vous appelez exagérés; j'y appartiens par droit de naissance, aussi par droit de conquête, car j'ai plus d'une fois pesé les objections qu'on nous oppose ; et je suis toujours resté convaincu que ce titre d'*homœopathe* devait être retenu, d'abord comme l'expression d'un fait, ensuite comme une nécessité dans les luttes qu'il nous faut soutenir.

Ce sont les raisons qui m'ont toujours paru déterminantes en pareil cas que je veux maintenant vous exposer.

III

Le titre de *médecin homœopathe* doit être maintenu

(1) *L. c.*, p. 149.
(2) *L. c.*, p. 32.

parce qu'il existe une *médecine homœopathique* ; c'est-à-dire une série de principes rigoureusement enchaînés et une méthode nettement définie, conduisant à choisir ses médicaments d'après la loi des semblables et à les administrer à doses infiniment petites.

Je dis une *médecine homœopathique*, car les notions générales, posées par Hahnemann lui-même, embrassent les différents termes dont se compose le problème médical. Vous l'avez dit, « la médecine se divise en trois branches principales : la physiologie, la pathologie et la thérapeutique (1), » auxquelles vous ajoutez avec beaucoup de raison la pharmacodyamie. D'où il résulte que pour arriver à guérir il faut que le médecin ait une notion de l'homme vivant et sain, de l'homme malade, et du médicament, qu'il connaisse la loi qui exprime le rapport du médicament à la maladie, et qu'il sache le meilleur mode d'administration de l'agent thérapeutique.

Hahnemann était également de cet avis. « Quand le médecin, dit-il, aperçoit nettement ce qui est à guérir dans les maladies, c'est-à-dire dans chaque cas morbide individuel (*connaissance de la maladie, indication*); lorsqu'il a une notion précise de ce qui est curatif dans les médicaments, c'est-à-dire dans chaque médicament en particulier (*connaissance des vertus médicinales*); lorsque, guidé par des raisons évidentes, il sait choisir la substance que son action rend la plus appropriée à chaque cas (*choix du médicament*), adopter pour elle le mode de préparation qui convient

(1) *L. c.*, p 9.

le mieux, estimer la quantité à laquelle on doit l'administrer, et juger du moment où cette dose demande à être répétée, en un mot faire, de ce qu'il y a de curatif dans les médicaments à ce qu'il y a d'indubitablement malade chez le sujet, une application telle que la guérison doive s'ensuivre ; quand enfin, dans chaque cas spécial, il connaît les obstacles au retour de la santé et sait les écarter pour que le rétablissement soit durable, alors seulement il agit d'une manière rationnelle et conforme au but qu'il se propose d'atteindre (1). »

Hahnemann ayant parcouru les différents termes de ce programme, on ne peut dire que son œuvre soit exclusivement thérapeutique.

Et, du reste, poser la notion du dynamisme vital entre le vitalisme et l'organicisme ; substituer aux théories humorales, au nervosisme de Cullen, qui régnaient de son temps, la notion de la nature dynamique des maladies et celle de l'action dynamique des médicaments, donner une nouvelle théorie de la chronicité, n'était-ce pas modifier la physiologie et la pathologie dans ce qu'elles ont d'essentiel, tout comme proclamer le principe *similia similibus curantur* et l'action de doses infinitésimales était bouleverser la thérapeutique ?

Il y a plus : Hahnemann ayant posé en principe de fonder le diagnostic d'un état morbide sur la notion de sa cause et sur l'ensemble de ses symptômes, au lieu de chercher à pénétrer sa nature ; recommandant

(1) *Organon de l'art de guérir.* § 3.

d'étudier les effets pathogénétiques des médicaments
sans s'inquiéter d'expliquer leur production par des
théories toujours contestables, et aussi d'individualiser, c'est-à-dire de substituer l'étude du malade et celle
du médicament à l'étude de la maladie et de la mé-
dication, n'a-t-il pas révolutionné la science dans
son ensemble, dans toutes ses parties ?

Sans doute, son œuvre tout entière a pour objet
définitif le traitement des maladies. Ainsi qu'il le
proclame : « La première, l'unique vocation du médecin est de rendre la santé aux personnes malades ;
c'est ce qu'on appelle guérir (1) ; » mais il sait aussi
que pour arriver à ce but trois choses sont nécessaires :
*1° connaître la maladie ; 2° connaître l'effet des médi-
caments ; 3° savoir employer ceux-ci à propos* (2).

Lors donc qu'il s'agit de juger l'œuvre de Hahnemann, il faut parcourir les différents termes
qu'elle comprend et ne pas s'arrêter seulement au
dernier.

Or, le premier résultat de cette étude est de montrer
l'unité de sa conception. « S'agit-il de définir la vie
physiologiquement considérée, il dit : *L'organisme ma-
tériel supposé sans force vitale ne peut ni sentir, ni
agir, ni rien faire pour sa propre conservation*. S'agit-
il de préciser le point initial de toute maladie, il dit
encore : *Il n'y a que la force vitale désaccordée qui pro-
duise les maladies*. Veut-il faire connaître le mode
d'action des substances médicamenteuses, il se refuse
à ne voir en elles que des matières mortes. Pour lui,

(1) *Organon*, § 1.
(2) *Organon*, table, p. 565, et § 71.

leur véritable essence est dynamique : *C'est une force pure que le frottement exercé à la manière homœopathique peut exalter jusqu'à l'infini.* S'agit-il, enfin, d'indiquer comment les médicaments rétablissent l'harmonie de la vie, il ne se contente pas de formuler, par le précepte *similia similibus curantur*, le rapport du médicament à la maladie, il pose comme un fait que l'action est toute dynamique (1). »

S'agit-il même de rechercher l'explication de la loi de similitude, il la trouve dans le double phénomène de l'action et de la réaction ; mais il pose en principe que l'une et l'autre sont une propriété de la vie et non pas de l'organe.

Quant à l'action des doses infinitésimales, il serait vraiment impossible de s'en rendre compte sans admettre l'action dynamique des médicaments, de là vient que leur emploi n'est pas un hors d'œuvre de la doctrine, mais une de ses conséquences les plus immédiates.

Remarquez encore cet autre fait proclamé par Hahnemann, et que nous retrouvons partout dans son enseignement, je veux dire la *spécificité*. Spécificité pour la force vitale, qui ne saurait être confondue avec les forces physiques et chimiques, non plus qu'avec l'âme pensante ; spécificité des maladies due à leur cause, spécificité dans l'action des médicaments, et alors spécificité telle que les succédanés disparaissent.

Parlerai-je de la méthode ? Ici encore l'unité est saisissante. Qu'il s'agisse de phénomènes physiologiques,

____

(1) V *Organon. Commentaires.* par le docteur Léon Simon père, p. 506.

pathologiques ou pharmacodynamiques ; Hahnemann veut qu'on les étudie dans tous leurs caractères, dans leurs nuances, dans leurs variétés, mais il se refuse à rechercher leur nature ; il s'abandonne à l'observation et à l'expérience, mais repousse sévèrement l'hypothèse.

Ainsi, d'une part, l'enseignement de Hahnemann est complexe ; il intéresse la pathologie et la pharmacodynamie tout aussi bien que la thérapeutique ; d'autre part, il offre un caractère d'unité indéniable ; reste à savoir si les parties qui le composent sont vraies, ou si nous devons en abandonner quelques-unes.

Je ferai d'abord une remarque générale. La loi des semblables, la nature dynamique des maladies et l'action des médicaments dynamisés sont, par rapport à la théorie du dynamisme vital, de simples conséquences. Pouvons-nous admettre que, dans un raisonnement, la conclusion soit exacte alors que les principes seraient erronés? La logique s'y oppose ; et cependant vous avez recueilli et admis cette affirmation de Tessier : « La doctrine de Samuel Hahnemann peut se diviser en deux parties, la pathologie et la thérapeutique. Terme pour terme, l'une comprend ses erreurs, l'autre ses vérités... Il y a par conséquent dans cet *ensemble qu'on appelle l'homœopathie* l'hémisphère des erreurs et l'hémisphère des vérités (1). »

Où sont ces erreurs ?

Pouvons-nous dire qu'il faille mettre en première ligne la théorie du dynamisme vital? Non, car la question est toujours à l'étude; ni la physiologie, ni la

(1) *L. c*, p. 112.

philosophie n'ont encore prononcé leur dernier mot. Je dirai plus, les doctrines dynamiques font de trop grands progrès en ce moment pour que l'on soit autorisé à repousser un enseignement qui s'y rattache de la manière la plus directe. Donc pas d'erreur démontrée pour la physiologie.

En est-il autrement pour la pathologie ?

Vous m'accorderez sans doute que parmi les fautes imputées sous ce rapport à l'auteur de l'*Organon*, il en est beaucoup qu'on lui a prêtées, mais qu'il n'a pas commises. On a dit, par exemple, qu'il niait la maladie, pour ne reconnaître que les symptômes ; parler ainsi était mettre en oubli le paragraphe de l'*Organon* où il est parlé de l'*essence de la maladie*, où la valeur du désaccord dynamique et celle des symptômes sont nettement définies.

Hahnemann n'a-t-il pas dit dans ce paragraphe : « L'ensemble des symptômes, *cette image réfléchie au dehors de l'essence intérieure de la maladie*, c'est-à-dire de l'affection de la force vitale, doit être la principale ou la seule chose par laquelle le mal donne à connaître le médicament dont il a besoin, la seule qui détermine le choix du remède le plus approprié (1) ? »

Parler ainsi était évidemment reconnaître la maladie et poser les conditions du diagnostic ; ce n'était nier ni l'un ni l'autre.

Or, c'est précisément parce qu'il reconnaît la maladie, que Hahnemann s'est préoccupé d'en rechercher les causes, d'en déterminer la genèse et de fixer les conditions du traitement.

(1) *Organon*, § 7.

A coup sûr il ne s'est pas trompé sur le premier point quand il a reconnu l'action réelle et nocive des brusques changements de température, celle des miasmes aigus, ainsi qu'il les appelle ; celle des causes traumatiques. Il ne s'est pas trompé, pour ce qui regarde les maladies chroniques, en admettant le virus syphilitique, dont il faut si souvent parler aujourd'hui. Enfin, lorsqu'il a soutenu qu'un usage trop longtemps continué de substances médicinales ou l'action prolongée de mauvaises conditions hygiéniques pouvait aussi rendre malade, il n'a fait que répéter ce que tout le monde enseigne, ce que les travaux des hygiénistes confirment tous les jours. Donc, en étiologie, rien d'étrange, rien d'erroné. On pourra, je dirai plus, on devra sans aucun doute détailler davantage les causes morbides, cela se fera à mesure qu'on s'occupera de l'étude de chacune des grandes diathèses qui ressortent de l'étiologie hahnemannienne ; mais il ne faut pas oublier que l'*Organon* n'est pas un traité de pathologie spéciale, mais seulement un traité de pathologie et de thérapeutique générales dans ce que ces deux parties de la science ont de plus philosophique, et qu'on ne peut ainsi y rencontrer que des principes sur lesquels les monographies devront être appuyées.

Maintenant, Hahnemann a-t-il eu tort de soutenir qu'en dehors des causes traumatiques toutes les autres agissaient sur la vie avant d'atteindre l'organe, je ne le pense pas ; car il nous faut bien reconnaître avec tous les pathologistes que la maladie, dans son développement, tend, comme on le dit, à se *localiser*, ce qui fait supposer qu'au début elle était avant tout générale. Ceci a même fait dire à un de nos confrères les plus érudits et les plus estimés « que la maladie n'est pas primitivement dans l'organe dont plus tard le scalpel de l'autopsie analysera les lésions ; que c'est comme derrière l'organe, comme par delà ce que nous voyons, que la maladie commence et que quelquefois même elle persiste (1). »

Enfin, Hahnemann aurait-il émis quelque erreur au sujet du diagnostic en soutenant qu'il ne fallait pas se borner à recueillir les caractères généraux d'une maladie, qu'il ne suffisait pas non plus de délimiter l'étendue et l'espèce de ses lésions, qu'il fallait arriver à la connaître dans *tous ses effets*, c'est-à-dire dans tous ses symptômes, et aussi dans leurs conditions d'amélioration et d'aggravation ? Vous ne le penserez pas à coup sûr, et cela pour deux raisons : la première, que vous avez établi la loi des contingences ; la seconde, que vous avez dit que pour le praticien il n'y avait pas de *maladies*, mais seulement des *malades*.

Or, le moyen de connaître ce qu'il y a de fixe dans un état morbide et ce qu'il peut offrir de contingent, d'individuel, c'est de faire un tableau exact de tous ses caractères, de leurs nuances les plus délicates ; c'est là ce que Hahnemann appelle individualiser en tenant compte de l'universalité des symptômes. Sous ce rapport, Hahnemann a marqué le but et donné le moyen d'y parvenir ; ici son enseignement est complet, pratique, il n'est pas erroné.

(1) V. *Allopathie et homœopathie*, lettre à M. le docteur J. P. Tessier, par le docteur Félix Andry, p. 4.

Peut-être m'accorderez-vous ces prémisses, mais vous refuserez certainement de consentir à la théorie de la psore, que vous avez condamnée d'un mot. J'y insisterai donc un moment.

Sous ce titre : *La théorie de la psore*, on a toujours désigné la *Doctrine des maladies chroniques* tout entière ; c'est donc elle qui est en jeu. Or, le premier point, pour bien juger, c'est de ne pas prendre l'accessoire pour le principal.

Dans cette théorie, l'accessoire consiste à considérer la gale comme la forme primitive d'une diathèse ; le principal consiste à faire la chronicité synonyme de la virulence.

« Les véritables *maladies chroniques* naturelles, dit Hahnemann, sont celles qui doivent naissance à un miasme chronique (1)... » Il dit les *véritables maladies chroniques*, parce qu'il existe parmi les infirmités humaines une série de souffrances dues à des circonstances extérieures, et qui ont la marche de ces affections sans en avoir la nature.

Ainsi « c'est fort improprement qu'on donne l'épithète de chroniques aux maladies dont viennent à être atteints les hommes qui sont soumis sans relâche à des influences nuisibles auxquelles ils pourraient se soustraire, qui font habituellement usage d'aliments ou de boissons nuisibles à l'économie, qui se livrent à des excès ruineux pour la santé ; qui manquent à chaque instant des objets nécessaires à la vie, qui vivent dans des contrées malsaines et surtout dans les endroits marécageux,

____

(1) *Organon*, § 78.

qui n'habitent que des cours ou d'autres réduits fermés, qui manquent d'air ou de mouvement, qui s'épuisent par des travaux immodérés de corps ou d'esprit, qui sont continuellement dévorés par l'ennui, etc. (1). »

Cette distinction était importante et je l'ai rappelée dès le commencement, afin de simplifier le débat, lequel doit porter exclusivement sur les véritables maladies chroniques et non sur les autres.

Or, Hahnemann soutient que ces *véritables maladies chroniques* ont des caractères généraux qui les distinguent des maladies aiguës, de sorte qu'on ne voit jamais une affection aiguë devenir chronique, idée cependant qui longtemps régna dans la science. Ces caractères distinctifs sont les suivants :

1° Elles reparaissent... après avoir été mises plusieurs fois de côté..., renaissent toujours sous une forme plus ou moins modifiée et avec de nouveaux symptômes... se reproduisent même chaque année avec un accroissement notable dans l'intensité de leurs accidents.

2° Il n'arrive jamais à ce mal « d'être vaincu par l'énergie d'une constitution robuste, de céder au régime le plus salubre, au genre de vie le plus régulier, ou de s'éteindre de lui-même, mais... jusqu'à la fin de la vie il s'aggrave sans cesse avec les années, en prenant la forme d'autres symptômes plus fâcheux (2). »

Qu'il en soit ainsi des maladies vénériennes, c'est ce qu'on ne peut nier aujourd'hui, même pour la blennorrhagie et les végétations, ainsi que je l'ai montré

(1) *Organon*, § 77.
(2) *Doct. des malad. chron.*, p. 9 et 10

ailleurs. J'ajoute qu'il est tout aussi vrai de le reconnaître pour les maladies chroniques non vénériennes. Est-ce que la scrofule, les maladies herpétiques, les affections goutteuses et rhumatismales n'offrent pas de ces retours dont parle l'auteur de l'*Organon?* Est-ce qu'elles ne s'aggravent pas au milieu de leurs transformations successives? Est-ce qu'elles guérissent jamais d'elles-mêmes ou par l'influence du régime le mieux entendu?

Or, s'il en est ainsi, une conclusion se présente relativement à la distinction qu'il faut établir entre la diathèse et le symptôme sous le triple rapport du diagnostic, du pronostic et du choix du médicament.

Pour le *diagnostic*, il faut se rappeler que « ... dans toutes les affections chroniques non vénériennes, on n'a point seulement affaire à l'état morbide qui se dessine actuellement... Qu'il ne faut pas considérer cet état comme une maladie à part... » Se bien rappeler « qu'on n'a jamais sous les yeux qu'une portion d'un mal primitif profondément situé, dont la vaste étendue se trahit par les accidents nouveaux qui se développent de temps en temps... Que par conséquent il est nécessaire de connaître l'étendue entière de tous ces accidents et symptômes propres au mal primitif... avant de pouvoir se flatter de découvrir un ou plusieurs médicaments homœopathiques à ce dernier (1)...

Pour le *pronostic*, qu'il ne faut pas prendre la disparition de la forme morbide pour la guérison de la diathèse, et croire le sujet à l'abri de tout retour tant que l'état général n'est point effacé.

(1) *Doct. des malad. chron.*, p. 9.

Quand au *choix des médicaments*, on ne peut y parvenir si l'on n'a individualisé, non-seulement en tenant compte des symptômes présents, mais encore en s'appuyant sur la connaissance des signes anamnestiques.

Voilà, si je puis dire, ce qu'il y a de fondamental dans la doctrine des maladies chroniques, et ce que la pratique nous permet chaque jour de vérifier. Seulement, Hahnemann ayant remarqué que ces affections étaient héréditaires, comme la syphilis elle-même, pensa qu'elles devaient avoir une forme primitive et contagieuse, et il indiqua la gale.

De là deux questions qu'on peut formuler ainsi :

1° La gale peut-elle être considérée comme la forme primitive d'une diathèse chronique? 2° Peut-elle, dans le cas de l'affirmative, donner lieu à tous les *symptomes* compris par Hahnemann sous ce titre : la *psore?*

Pour juger sur le premier point, il faut tenir compte des raisons sur lesquelles Hahnemann s'est appuyé, car ce n'est pas à la légère qu'il adoptait une idée, surtout qu'il la publiait.

Ces raisons sont tout expérimentales. Il reconnaît d'abord qu'un très-grand nombre de malades, porteurs d'affections chroniques non vénériennes, avaient eu la gale; que chez un grand nombre l'origine de leurs souffrances remontait à l'époque où cet exanthème avait disparu sous l'influence d'un traitement local. Il observe aussi que pour ceux chez lesquels cet antécédent n'existait pas, ou n'était pas avoué, on découvrait le plus souvent des traces de dermatoses, et que d'autres, chez lesquels ces affections cutanées avaient été répercutées par un traitement local, avaient présenté depuis cette époque des formes morbides semblables à celles dont les premiers étaient porteurs (1).

Or, il suffit d'interroger quelques malades pour juger qu'il en est toujours ainsi ; et il serait difficile de prouver aux galeux qui ont été guéris en quelques heures à l'hôpital Saint-Louis, que leur santé a toujours été irréprochable depuis cette époque.

Seulement, depuis qu'Hahnemann a publié son *Traité des maladies chroniques*, on a fait une découverte, celle de l'acarus, et il a paru que l'existence de ce parasite devait réduire à néant les enseignements de la clinique. Il eût été plus sage, vous me l'accorderez, de chercher si le microscope et l'observation des malades ne pouvaient pas se prêter un mutuel appui. Les homœopathes ont longtemps soutenu qu'il en était ainsi, mais on ne s'est point arrêté aux preuves qu'ils donnaient. Aujourd'hui, on devra davantage compter avec eux, car ils ont trouvé un défenseur dans la personne de M. Devergie.

Ce dermatologue ne nie pas l'existence de l'acarus ; qui pourrait le faire sans folie? mais il soutient que la présence de ce parasite ne peut tout expliquer ; que ce n'est pas seulement une action mécanique qu'il exerce sur la peau, mais bien une action spécifique, d'où il conclut que cet insecte doit être porteur d'un venin.

Voici ses expressions :

« Pour moi, au lieu de ne reconnaître dans la gale qu'un effet de la présence d'un insecte, je suis porté à

(1) V. *Doct. des malad. chron.*, p. 12.

croire qu'elle consiste, avant tout, dans *une éruption qui s'accompagne d'un produit particulier, l'acarus, agent d'ailleurs lui-même d'infection, et sans la destruction duquel il est impossible de guérir la gale.* Cet acarus est-il l'effet ou bien la cause de l'éruption? Je crois que si le plus souvent il est la cause par le fait d'une transmission, il peut en être l'effet dans certains cas (1). »

Ce qui affermit M. Devergie dans cette opinion, c'est que l'éruption n'est pas en rapport avec le nombre des acares. Aussi pose-t-il cette question : « Si l'acarus est la cause de l'éruption pustuleuse, expliquez-moi comment l'effet est d'autant plus intense que la cause est plus faible. Ainsi, voilà une pauvre malade toute couverte de pustules volumineuses, et nous trouvons à peine quelques imperceptibles sillons pour nous assurer de la présence de l'acarus (2). »

Une autre raison est invoquée par cet auteur : c'est que dans la genèse de la maladie l'éruption précède la multiplication des insectes. « Il résulte des observations les plus positives de M. Bourguignon lui-même que, lorsque l'acarus a été inoculé sous une peau parfaitement saine, *une démangeaison générale vive et même diverses éruptions ont lieu avant que l'insecte ait eu le temps de se multiplier et sans qu'il ait changé de place.* M. Bourguignon, ajoute M. Devergie, se demande en passant, et d'une façon incidente, si l'acarus ne serait pas porteur d'un venin qui, lancé dans la cir-

---

(1) Devergie, *Traité pratique des maladies de la peau.* Deuxième édition, p. 563.
(2) *Id.*, p. 564.

culation, donnerait immédiatement lieu à une intoxication générale. *J'avoue qu'une pareille hypothèse n'est pas dénuée de raison, et que si des tentatives d'inoculation avec des acarus broyés et introduits sous la peau n'ont pas réussi, on ne devrait pas désespérer si vite de voir triompher une opinion qui s'accorderait si bien avec les faits.* »

Un troisième motif est encore allégué par l'auteur : c'est que la gale peut disparaître dans le cours d'une maladie aiguë, une fièvre typhoïde par exemple, et reparaître pendant la convalescence (1). D'où il faut conclure que l'insecte n'agit pas seulement mécaniquement.

Enfin, après avoir cité l'observation de M. Boëck, M. Devergie conclut :

1° *Que la gale peut être une maladie spontanée* (2);

2° *Que si l'acarus coïncide constamment avec la gale, la théorie de son existence peut tout aussi bien admettre l'insecte comme produit morbide que comme cause morbide et agent de transmission.*

Je n'ai rien à ajouter ; car Hahnemann n'a jamais été mieux défendu, et c'est par un adversaire ! Je conclus seulement que la gale peut être suivie d'accidents consécutifs, et sur ce point encore je me vois forcé de retenir l'enseignement de l'homœopathie.

Mais faut-il conclure de là qu'il faille accorder au virus psorique la puissance d'engendrer *toutes* les formes morbides énumérées par Hahnemann? Non,

(1) *L. c.*, p. 575.

(2) Cette expression est mauvaise ; il n'y a pas de maladie spontanée, parce qu'il n'y a pas d'effet sans cause.

sans contredit. Faut-il admettre, comme le dernier terme de la science, la description donnée dans le *Traité des maladies chroniques?* Pas davantage.

Il y a évidemment ici à faire un travail analogue à celui qu'ont accompli les syphiliographes pour les *maladies vénériennes;* ce sera l'œuvre du temps.

Il pourra bien se faire alors qu'on soit conduit à séparer cette diathèse en plusieurs autres; peut-être en trois parties, comme le propose M. Bazin, peut-être plus encore. Mais cela importe peu; car les caractères généraux indiqués par Hahnemann comme étant propres aux maladies chroniques conviendront aussi bien à six, huit ou dix diathèses qu'à trois.

Remarquez encore qu'en signalant la syphilis, la sycose et la psore, le fondateur de l'homœopathie n'a point entendu élever les colonnes d'Hercule de la pathologie. Ses expressions en font foi. N'a-t-il pas dit : « En Europe, et aussi dans d'autres contrées du globe, on ne trouve, d'après tous les renseignements qui nous sont parvenus, que trois de ces miasmes chroniques, dont les maladies se manifestent par des symptômes locaux, et d'où proviennent, *sinon toutes, du moins la plupart des affections chroniques* (1)? »

Or, si *toutes* ces maladies n'en relèvent pas, il faut chercher encore; et si l'Europe n'est ravagée que par trois virus, en est-il de même des autres continents?

Il y a plus, si Hahnemann observait de notre temps, au lieu d'avoir accompli ses études au milieu des

(1) V. *Doct. des malad. chron.*, n° ..

grandes guerres qui ravagèrent l'Allemagne au commencement de ce siècle, il aurait bien pu reconnaître une quatrième maladie contagieuse, spécifique et virulente, établir une quatrième diathèse dont la blennorrhagie aurait été le point de départ.

Il résulte, si je ne me trompe, des détails précédents que la doctrine des maladies chroniques réclame de nouvelles études, qu'il y a beaucoup de développements à lui donner, mais qu'on ne peut nier ses principes généraux, qu'il faut même admettre les catégories indiquées par Hahnemann, même la psore, dont la pathologie cutanée confirme de tous points l'existence.

IV

Avec la doctrine des maladies chroniques, j'ai fini de parcourir ce que vous avez appelé l'*hémisphère des erreurs* professées par Hahnemann. Je n'insisterai pas, vous le comprenez, sur l'enseignement de ce maître par rapport à la pharmacodynamie, à la thérapeutique et à la pathologie, enseignement que vous avez placé vous-même dans l'*hémisphère des vérités*.

Je ferai remarquer seulement que tous ces principes s'enchaînent, et ceux que vous avez admis, et ceux que j'ai discutés, qu'ainsi il existe une doctrine, un *ensemble*, comme le disait J. P. Tessier, auquel il convient de donner le nom d'Homœopathie; ensemble qui se compose d'une série de vérités, et non d'un mélange de vérités et d'erreurs.

Hahnemann, en proclamant cette doctrine, aurait-il fait une œuvre inutile ? Quelques-uns l'ont pensé, et vous, paraissez le croire. On a soutenu qu'il eût été très-suffisant de formuler la loi des semblables et de s'en tenir pour le reste à ce que la tradition nous enseigne.

Mais la loi des semblables, au point de vue logique, est une conséquence; l'isoler des principes qui en rendent compte, c'est la séparer de ses principes ; la science n'a rien à y gagner. Vouloir n'accepter en elle que le fait expérimental, c'est s'arrêter à l'empirisme avec toutes ses incertitudes, c'est se mettre dans l'impossibilité, en présence d'un revers, de déterminer d'où est venue l'erreur; s'il faut l'attribuer à la science ou au savant.

Pour sortir de cette difficulté, il faut évidemment rattacher la loi thérapeutique à une doctrine, celle-ci pouvant seule permettre de fixer *à priori* l'étendue de son application.

Cette doctrine ne se trouve pas dans le passé ; car si les systèmes qui se sont succédé avaient pu s'unir avec le *similia*, nul doute que les génies illustres qui avaient entrevu ce dernier : Hippocrate, Paracelse, Van Helhmont et tant d'autres, auraient su en tirer parti. Au lieu de cela, ainsi que vous le dites, ce principe est resté pour eux à l'état d'*aspiration*. La gloire de Hahnemann ne consiste donc pas seulement dans la découverte de cette loi, mais, dans ce fait : qu'il a su l'appuyer sur une doctrine et sur une méthode.

Pour cela, il est vrai, il lui a fallu toucher à la pathologie; ce que vous considérez comme une témérité *antiscientifique* ; mais ce reproche n'est point acceptable; car il n'y a rien d'antiscientifique à soutenir que la pharmacodynamie et la thérapeutique reposant sur le dynamisme et la spécificité, la pathologie ne peut être organicienne. Il y a plus, du moment où Hahnemann recommandait de tenir compte des symptômes dynamiques, il devait aussi proclamer la nécessité d'étudier, en physiologie, les lois de la vie, de là vient qu'on a parlé d'une physiologie homœopathique, et que l'œuvre de Hahnemann a été caractérisée par ces mots : « *une réforme intégrale* (1) » de l'art de guérir et non une simple thérapeutique spéciale dominée par une thérapeutique générale, souvent annoncée et jamais formulée.

Veuillez remarquer aussi qu'il eût été impossible d'arriver à l'application de la loi des semblables en se tenant aux enseignements de la pathologie; car cette science nous offre des abstractions, des maladies dont la description même ne concorde pas avec ce que l'observation nous enseigne, tandis que l'expérimentation pure révèle seulement des groupes de symptômes. Or, celle-ci ne peut rien donner de plus, par cette seule raison qu'il n'y a guère de maladie qui cède à un seul médicament et qu'il n'y a pas de médicament qui réponde à une seule maladie, d'où il résulte que les pathogénésies renferment seulement les symptômes de la forme pathologique et de la période à laquelle le médicament convient, et aussi les caractères propres à plusieurs affections souvent dissemblables. Il y a donc un abîme

(1) V. les *Commentaires sur l'Organon* et les *Leçons de médecine homœopathique*, par le docteur Léon Simon père.

entre la pathologie et la matière médicale, abîmé qu'il faut combler quand il s'agit d'appliquer la loi homœopathique ; le seul moyen d'arriver à ce but, est l'*individualisation*. Ici encore il fallait modifier la science officielle pour arriver à une application rigoureuse, Hahnemann n'a point hésité.

Au surplus, en agissant de la sorte, il n'a rien fait de plus que ses devanciers. Bien des fois avant lui la science des maladies a subi des modifications profondes, j'allais dire des révolutions. Quiconque croyait pouvoir imprimer à l'art de guérir une impulsion nouvelle, s'attaquait d'abord à cette partie des sciences médicales, espérant arriver ensuite à la thérapeutique. C'est ainsi que la première ayant été tour à tour galénique, chimique, mécanique, nerveuse, sthénique et asthénique, physiologique, etc., la seconde prit successivement ces mêmes dénominations. Aujourd'hui encore on soutient volontiers que la maladie étant connue et classée, indique, comme d'elle-même, le remède qui lui convient ; mais aujourd'hui, comme autrefois, toutes ces tentatives sont marquées au coin de la stérilité, les médicaments changent de titre et voilà tout. Hahnemann a voulu agir autrement ; au lieu de demander à la pathologie d'éclairer la thérapeutique, il a d'abord établi cette dernière sur une base solide, puis il a recherché comment il fallait modifier la pathologie et la pharmacodynamie pour les mettre en rapport en vue de la détermination du traitement. Une semblable tentative, aussi en désaccord avec les habitudes reçues, devait soulever la tempête autour de l'homme assez hardi pour l'entreprendre ;

mais Hahnemann n'était pas de ceux qu'arrêtent les clameurs ennemies; il continua son œuvre, nous savons maintenant quels en furent les résultats.

Un des plus importants assurément fut de soustraire la médecine à l'influence des sciences philosophiques, dont elle avait été trop longtemps l'humble servante, et aussi de constituer la pharmacodynamie et la thérapeutique comme sciences distinctes, pouvant s'éclairer par la pathologie, sans avoir rien à redouter de ses oscillations ou de ses erreurs.

J'ajouterai que la prétention élevée par Hahnemann de modifier aussi la pathologie n'était pas aussi étrange qu'on le suppose, car cette science n'est pas arrivée encore à un tel degré de perfection qu'il faille en faire une arche sainte à laquelle on ne pourrait toucher. Considérée dans ses principes, elle hésite entre le vitalisme et l'organicisme, entre l'organo-pathie et l'essentialité, et quand on parle des éléments morbides, on ne s'entend pas tout à fait selon qu'on habite Montpellier ou Strasbourg.

S'agit-il d'arriver à l'application, l'hésitation est plus grande encore. On distingue difficilement entre la maladie et le symptôme, la récente discussion académique sur l'*aphasie* en est la preuve, tandis que celles qui eurent lieu sur le rhumatisme, la fièvre typhoïde, la variole, la fièvre puerpérale montrent qu'il n'est pas une maladie sur laquelle les praticiens s'accordent quant à l'étiologie, à la nature, à la subordination des symptômes, etc.

Il y eut un moment cependant où l'on put croire qu'on avait atteint à la perfection pour un ordre spécial d'affections, je veux parler des maladies vénériennes. Une nouvelle doctrine venait d'être formulée par un homme d'un esprit incontestable et d'un talent de parole des plus séduisants. Mais, vanité des choses humaines! ce nouvel édifice n'a point résisté plus de trois lustres aux coups qui lui étaient portés. Repoussé d'abord au nom de la tradition et du respect qui lui est dû, il n'a triomphé sur ce point que pour tomber devant les efforts des partisans du progrès; de sorte que son auteur s'est vu forcé de rappeler, en commençant les leçons qui devaient clore sa carrière militante, qu'en matière de syphilographie, l'homme d'esprit seul sait changer (1).

Si la pathologie a dû plier tant de fois, comment s'étonner que Hahnemann ait osé s'attaquer à elle? comment surtout lui en faire un reproche, lorsqu'il est démontré que son enseignement sur ce point est conforme à la vérité?

Remarquez encore que cette nécessité est reconnue de tous, et que le changement s'accomplit précisément dans le sens indiqué par l'homœopathie : on *individualise!* Il ne s'agit plus en effet de décrire le rhumatisme, mais bien les rhumatismes (2); on brise également l'unité de la pneumonie (3) dont on reconnaît plusieurs espèces. Seulement cette individualisation est incomplète, elle s'arrête à la maladie, ne s'étend pas à la connaissance du malade, aussi ne conduit-elle pas à une pratique plus heureuse que par le passé.

<hr>

(1) Ricord, *Leçons sur le chancre,* 1ʳᵉ leçon.
(2) V. *Thèse sur le rhumatisme,* par M. Ch. Fernet.
(3) V. Grisolle, *De la pneumonie.*

J'ajouterai encore qu'en proclamant la loi des contingences et en établissant l'utilité de l'étude de ces phénomènes, vous avez implicitement reconnu qu'il fallait ajouter, et beaucoup, à la nosographie, surtout quand il s'agit d'étudier cette dernière en praticien et non point en naturaliste.

Ainsi la réforme de la pathologie est possible, elle est logique, elle est nécessaire; Hahnemann avait donc le droit et l'obligation de l'entreprendre.

Est-ce dire que je veuille considérer l'homœopathie comme une médecine nouvelle destinée à renverser la médecine ancienne, ce que vous nous reprochez encore? non assurément.

D'une part, il est impossible de détruire la doctrine et la méthode allopathiques, puisque de l'aveu même de ses partisans, l'allopathie n'est ni une doctrine ni une méthode (1) ; d'autre part, nous reconnaissons les faits proclamés de toute part, nous les adoptons pour les utiliser ; vous ne pouvez donc dire que nous soyons injustes envers la science moderne. Ainsi nous acceptons comme vous l'anatomie et la physiologie; seulement nous complétons cette dernière par la notion du dynamisme vital et en recherchant les lois d'action de cette force, ce dont les physiologistes modernes ne s'inquiètent guère, absorbés qu'ils sont par l'étude du jeu des organes. Nous acceptons, en pathologie, l'anatomie pathologique, la séméiotique, les données que renferment les livres sur l'étiologie et la symptomatologie, mais nous complétons encore par la notion de la

(1) *L. c.*, p. 75, où se trouve la lettre écrite par un de vos auditeurs.

nature dynamique des maladies, ce qui nous permet
de mettre les lésions organiques à leur véritable place;
par une définition précise de la chronicité, et enfin par
l'individualisation, laquelle nous oblige d'ajouter aux
traits généraux et aux lésions organiques, les symptômes dynamiques avec leurs nuances les plus délicates.

S'agit-il de la pharmacodynamie? Hahnemann ne
se contente plus de compléter, il fonde la science sur
une base nouvelle, *l'expérimentation pure*, autour de
laquelle il groupe, à titre de confirmation, les indica-
tions de la toxicologie et celles qu'il peut rencontrer
comme effets accessoires des médicaments administrés
aux malades.

La réforme est plus radicale en thérapeutique, et
cependant ici encore il ne détruit rien. Il sait bien que
la loi des semblables ne rend pas compte de tous les
faits; il ajoute même qu'il y a trois méthodes que l'on
peut suivre dans le traitement des maladies : la méthode *allopathique*, la méthode *énanthiopathique* et la
méthode *homœopathique* (1); la première reposant sur
la loi de Galien et conduisant à la médecine des symptômes et aux effets palliatifs; la seconde comprenant
les formes multiples de la médecine rationnelle, quelques-uns disent *raisonneuse;* la troisième nous expli-
quant les actions spécifiques et nous conduisant à
reconnaître sans hésitation ce dernier ordre de médicaments. Seulement, Hannemann va ici beaucoup plus
loin que tous ses devanciers, il ne recherche pas le

____

(1) V. *Organon*, § 53.

spécifique de la maladie, mais celui du malade, et
c'est précisément parce que son principe est assez général pour lui permettre de reconnaître un semblable
agent à toutes les périodes d'un état pathologique, qu'il
proclame sa méthode préférable à toutes les autres.
Écoutez sur ce point encore les expressions mêmes du
maître :

« J'ai déjà fait remarquer précédemment, dit-il,
qu'il n'y a de vraie que cette voie homœopathique,
parce que, des trois seules manières dont on puisse employer les médicaments contre les maladies, il n'y a
non plus que celle-là qui mène en ligne droite à une
guérison douce, sûre et durable, sans nuire au malade
d'un autre côté ou sans l'affaiblir. La méthode homœopathique pure est aussi sûrement la seule par laquelle
l'art de l'homme puisse opérer des guérisons, qu'il est
certain qu'on ne peut pas tirer plus d'une ligne droite
d'un point à un autre (1). »

S'il en est ainsi, nous n'avons aucun intérêt à nous
rattacher à la médecine rationnelle ou au principe de
Galien. Est-ce que depuis la découverte des propriétés
fébrifuges du quinquina et de l'arsenic, les praticiens
consciencieux et logiques traitent les fièvres intermit-
tentes autrement qu'avec ces médicaments? Est-ce que
depuis la découverte de l'action antisyphilitique du
mercure et des iodures on soumet les syphilitiques aux
traitements galéniques que l'on prescrivit au début de
l'épidémie du quinzième siècle? Est-ce que depuis la
découverte de l'efficacité de l'iode contre les scrofules,

____

(1) V. *Organon*, § 54.

on martyrise par les vésicatoires et les cautères à demeure ceux qui sont porteurs de cette diathèse?

Cet emploi des spécifiques, qui est pour la médecine officielle un fait d'exception, est pour nous une loi générale ; nous n'avons donc aucune raison d'abandonner notre voie pour entrer dans les sentiers tortueux de l'allopathie, aucune raison d'abandonner nos moyens curatifs et spécifiques pour recourir aux moyens détournés ou aux actions palliatives.

J'ajouterai que pour en venir à la pratique éclectique pour laquelle paraissent être vos sympathies, il faudrait que nous eussions quelque principe général à l'aide duquel il fût possible de reconnaître à quel moment il convient de recourir à l'une ou l'autre méthode. Depuis Griesselich cette thérapeutique générale a été plusieurs fois annoncée, mais jamais formulée. Nous serions ainsi réduits par son absence à nous laisser conduire par la fantaisie ou par l'inspiration, et alors nous donnerions le singulier spectacle d'hommes qui viendraient traiter une pneumonie par l'aconit et la bryone durant les premiers jours, puis par la saignée, l'émétique ou les vésicatoires, pour revenir ensuite au soufre et au lachesis.

Ce serait bien autre chose encore s'il nous fallait employer concurremment des agents d'actions aussi diverses ; car alors nous arriverions à une thérapeutique informe, n'ayant de nom dans aucune langue ; surtout nous aboutirions à la polypharmacie, et vous l'avez condamnée !

Nous ne sommes plus, du reste, au temps où l'on proscrivait la circulation parce qu'elle était opposée à la saignée (1); on ne saurait donc repousser l'homœopathie pour un semblable motif.

Et, du reste, il faudrait avant tout nous indiquer ces moyens acceptés par la tradition, c'est-à-dire signaler ceux qui sont employés par tous dans des circonstances identiques.

Je ne crains pas de le dire, une semblable recherche serait vaine; car il n'y a pas une maladie dont le traitement soit uniforme. N'avons-nous pas vu dans un ouvrage devenu classique tous les articles se terminer par ces mots : *traitement de l'auteur* (2)? Pouvons-nous oublier cette variété de moyens que l'on nous offre en ce moment pour triompher du choléra: la menthe poivrée, l'ipécacuanha, l'émétique, les plaques de cuivre les bains sinapisés, le thé et le rhum, etc., etc., etc , n'avons-nous pas le traitement de l'Hôtel-Dieu et celui de la Pitié; celui de l'hôpital Beaujon et celui de l'hôpital de Lariboisière (5), etc.

(1) V. *Les médecins au temps de Molière*, par M. Rayuaud.

(2) Valleix, *Guide du médecin praticien.*

(5) Ce n'est pas seulement d'hôpital à hôpital que les différences existent, c'est encore de service à service. Les détails suivants donnés par la *Gazette des hôpitaux* en sont la preuve. Ce journal, rendant compte des moyens thérapeutiques mis actuellement en usage contre le choléra, s'exprime ainsi :

« Les services spéciaux de l'Hôtel-Dieu sont confiés à MM. Horteloup, Vigla et Barth. Voici la méthode de traitement adoptée par M. Horteloup depuis le commencement de l'épidémie, sauf quelques légères modifications que nous ferons connaître.

« Dans la première période, contre les vomissements et la diarrhée, M. Horteloup prescrit : l'ipécacuanha à la dose de un gramme cinquante, le bismuth et le diascordium. Le bismuth est donné à la dose de vingt grammes incorporés dans du sirop, de manière à former un magma, que l'on divise en dix prises de deux grammes de bismuth chacune, pour la journée. On y ajoute quelquefois, suivant les circonstances, quelques gouttes de laudanum. Si la diarrhée résiste

Il faut bien ajouter que cette hésitation n'est point particulière au choléra ; le document suivant en est la

au bismuth, il fait prendre du diascordium (deux grammes par prise) ; lavements laudanisés, précédés d'un quart de lavement émollient.

« Dans la période algide : thé au rhum, infusions chaudes aromatiques, révulsifs, sinapismes et vésicatoires. M. Horteloup a recours aussi dans cette période à l'électricité. On se sert de l'appareil Breton. Les excitations électriques sont portées le long de la colonne vertébrale et à la base de la poitrine sur le trajet du diaphragme, lorsqu'il s'agit surtout de réprimer un commencement d'asphyxie. Les crampes, quand elles se manifestent avec une certaine intensité, sont combattues à l'aide de l'application des chaînes de Pulvermacher.

« Dès que la réaction se manifeste, M. Horteloup prescrit, dans le but de prévenir les congestions, le café, chaud ou à la glace, suivant le degré de tolérance de l'estomac, et les vésicatoires maintenus jusqu'à rubéfaction seulement, derrière le cou, s'il y a lieu de craindre les congestions vers la tête ou sur la région de l'estomac ou tout autre point plus particulièrement menacé.

« Enfin, au début de la convalescence, du moment où les malades commencent à manger, M. Horteloup leur fait prendre une petite dose de sulfate de quinine (dix centigrammes) avant chaque repas.

« M. Vigla a commencé, au début de l'épidémie, à donner l'ipécacuanha, mais les effets qu'il en a obtenus ne lui ont pas paru assez satisfaisants pour l'encourager à continuer ; il y a renoncé. Il prescrit d'emblée :

« 1° Le thé au rhum, avec la potion stimulante suivante :

<pre>
« Éther. . . . .   1 gramme.
« Acétate d'ammoniaque. . . .   8   —
« Teinture de badiane.   4   ...
« Pour un julep de. . . . . . . 125 —
</pre>

« Et des lavements avec :

<pre>
« Extrait de ratanhia. . . . .   15 grammes.
« Laudanum de Sydenham. . .   2   —
« Pour 500 grammes d'eau.
</pre>

« A administrer par quarts.

« 2° Vésicatoire sur la région épigastrique.

« 3° Pour combattre les crampes : ventouses scarifiées le long de la colonne vertébrale et sinapismes aux jambes.

« Dans la période de réaction, si les évacuations alvines persistent, M. Vigla continue l'administration du bismuth et de l'opium soit simultanément, soit alternativement : dix grammes de bismuth en dix paquets, et dix centigrammes d'opium en dix pilules ; ou bien une potion avec quatre grammes de bismuth et dix à quinze gouttes de laudanum.

« Lorsque la réaction prend le caractère typhique, ce qui est le cas le plus fréquent, M. Vigla prescrit :

preuve . « Pour l'édification du lecteur, dit M. le professeur Forget dans son dernier ouvrage, j'ai pris la peine de relever, notamment dans l'*Annuaire* de M. Bouchardat, les remèdes nouveaux appliqués à quelques-unes des principales maladies, seulement depuis quelques années. Voici ce curieux tableau (1) :

« *Fièvre typhoïde* (entérite folliculeuse). — Chlorures, purgatifs salins, calomel, sulfate de quinine; miasmes paludéens (antagonisme), sel ammoniac, acide citrique, lait caillé, aconit, hydrothérapie, sulfure noir de mercure, frictions mercurielles, eau froide, légères saignées, nitrate d'argent, teinture d'iode, chlorate de potasse, sous-nitrate de bismuth, perchlorure de fer, café, alimentation continue.... J'en passe et des meilleurs. . . . .

« *Pneumonie*. — Lavements de tabac, huile de raie, potion stibiée, iodure de potassium, oxyde blanc d'antimoine, aconit, digitale, éther, chloroforme, veratrum viride, veratrum, calomel, alcool, expectation, acétate

« 1° Potion. Julep. . . . . 125 grammes.
   Sulfate de quinine. . . . . . 15 centig.
   Extrait de quinquina.. . . . . 4 grammes.

«° 2 Lavement avec : dix grammes de décoction de quinquina ou quatre grammes d'extrait, et un gramme de camphre, pour cinq cents grammes d'eau.

« La méthode de M. Barth se distingue de celle de ses collègues par plus de simplicité d'une part, et de l'autre par l'exclusion des vomitifs au début. Elle se réduit, en conséquence, à l'usage des stimulants diffusibles : thé au rhum, mais avec quantité modérée de cette substance; infusions aromatiques avec acétate d'ammoniaque. Comme moyen de réchauffement, il a recours à des fumigations d'air chaud et aux frictions sèches. Dès que la réaction se manifeste, M. Barth a recours à de petites saignées pour prévenir les congestions consécutives. » (*Gazette des hôpitaux*, numéro du 24 octobre 1865.)

(1) V. *Principes de thérapeutique générale et spéciale*, p. 654-657.

de plomb, sous-borate de soude, hydrogène antimonié, alcalins, kermès et digitale, oxysulfure d'antimoine, etc.

Diarrhée, dyssenterie. — Sirop de chaux, monésia, potion cirée, teinture de garance, myrtila renouée, nitrate d'argent, belladone, tannin, blanc d'œuf, olivier, sirop de sorbes, nitrate de fer, teinture d'iode, noix vomique, strychnine, essence de térébenthine, *teucrium palium*, pulsatille, sous-nitrate de bismuth, sirop de salicaire, deutoxyde de mercure, acide sulfurique, mattico, lycopode, opium et simarouba, ipécacuanha, calomel et opium, calomel, opium et ipéca, acétate de plomb, aconit, sirop de noix de cyprès, yalloy, thé de bœuf, chlorate de potasse, sulfate de cuivre opiacé, alun, pulpe de viande crue, perchlorure de fer, etc.

Rhumatisme et goutte. — Liniment stimulant opiacé, liniment phosphoré, potion stibiée, nitrate de potasse, aimant, sulfate de quinine, opium, poudre de gaïac opiacée, iodure de potassium, teinture de bulbes de colchique, teinture et extrait de semences de colchique, teinture de fleurs de colchique, phosphate d'ammoniaque, calomel, teinture d'iode, pommade au nitrate d'argent, pommade stibiée, pommade chlorée, suc de citron, bains de vapeur térébenthinés, bains de vapeur russes, vératrine, feuilles de frênes, mixture ammoniacale, hatchisch, eau de suie, huile de lignite, alcalins, sulfate de magnésie, nitrate de strychnine, atropine, sabine, acide sulfurique, ballotte cotonneuse, huile de foie de morue, arum tryphillum, cautérisation sulfurique, cautère transcurrent, teinture de marrons d'Inde, pilules de Lartigue, collodion, glycérine, huile d'ail, injections sous-cutanées, de sulfate d'atropine, hydrothérapie, toutes les eaux minérales, etc. etc. »

Le même auteur passe en revue les *fièvres intermit-tentes* pour lesquelles il trouve 60 moyens différents : la *stomatite*, l'*angine*, la *diphthérite*, le *croup*, qui en ont 23 ; la *gastralgie*, 25 aussi ; les *vers intestinaux*, qui en réclameraient 15 ; la *phthisie*, 45 ; l'*asthme*, 17 ; l'*érésypèle et autres exanthèmes*, 24 ; l'*épilepsie*, 22 ; la *blennorrhagie et la syphilis*, 40.

Aussi a-t-il terminé cette énumération par ce vers caractéristique :

Devine si tu peux, et choisis si tu l'oses.

Comment donc irions-nous abandonner la méthode si précise de Hahnemann pour une autre dans laquelle on ne peut ni deviner ni choisir?

J'ajouterai seulement que pour tirer parti de la thérapeutique homœopathique, il faut rester fidèle aux préceptes tracés par le maître ; qu'ainsi il ne suffit pas de dire que l'arsenic est fébrigène, dermatogène et rhumatogène, fébrifuge, dermatofuge, rhumatofuge, parce que ce médicament ne guérit pas tous les accès de fièvre, toutes les dermatoses et tous les rhumatismes, de sorte qu'il nous faut pouvoir reconnaître quels sont les malades atteints d'une de ces affections, auxquels ce médicament conviendra, quelles seront les substances qui devront le remplacer lorsqu'il sera démontré insuffisant.

Ne sera-ce pas en imitant la prudence de Hahnemann qu'on arrivera à ce but? Vous l'avez fait remarquer vous-même, ce maître n'a pas dit : « l'aconit est bon pour les névralgies ; la pulsatille guérit le rhume de cerveau ; » mais il a dit : « l'aconit produit des douleurs sur le trajet des nerfs, douleurs qui ont tels et tels caractères ; la pulsatille provoque le coryza (1). » De même nous dirons que l'arsenic détermine une série de symptômes fébriles ayant des caractères spéciaux, des éruptions à formes également précises, des douleurs particulières quant à leur expression ; et en joignant ces symptômes à d'autres souffrances dites accessoires, et qu'il serait plus juste d'appeler caractéristiques, nous saurons s'il faut administrer ce médicament ou en choisir un autre.

Ce choix accompli, nous nous rappellerons que le médicament, pour développer son action spécifique et générale, doit être absorbé, et nous choisirons le mode de préparation le plus convenable pour atténuer son action locale et permettre son passage rapide dans la circulation. Nous nous arrêterons alors à l'emploi d'une dilution ou d'une trituration, mais nous laisserons dans l'arsenal allopathique, sans les mettre dans le nôtre, le bol et la pilule pour lesquels vous avez fait cependant d'importantes réserves.

Vous voyez donc, très-honoré confrère, que ce n'est pas sans raison que nous retenons, avec un soin jaloux, tous les préceptes qu'Hahnemann a formulés et que ses disciples nous ont transmis, car, en dernière analyse, tous nous conduisent à justifier notre pratique. Soit donc que nous voulions utiliser les découvertes accomplies dans notre école, soit même que nous vou-

(1) *L. c.*, p. 65.
(2) *L. c.*, p. 205.

lions emprunter à la tradition; cette fidélité est nécessaire; car ici encore tout n'est pas vérité; et pour se garder de l'erreur il faut un criterium; l'homœopathie nous l'offre, elle nous empêche de nous égarer.

Nous avons ainsi plus d'une raison de conserver le titre de *médecins homœopathes*; de *médecins*, parce que nous ne restons étrangers à aucun des grands problèmes de l'art de guérir; d'*homœopathes*, parce que dans nos études et dans notre pratique nous acceptons la doctrine et la méthode connues sous ce nom : l'Homœopathie.

Si nous retenons ce titre, c'est encore parce qu'il exprime le but vers lequel nous devons tendre, qui est d'utiliser toutes les découvertes de la science au profit de l'art de guérir scientifiquement constitué par Hahnemann. Plusieurs parmi nous ont, je le sais, une ambition opposée; ils veulent faire entrer l'homœopathie dans ce qu'ils nomment la médecine : pour cela ils la réduisent au rang d'une simple-médication; et ils retiennent le titre d'éclectiques. Notre but étant différent, nous ne saurions revêtir les mêmes couleurs et accepter une épithète que nous ne méritons pas.

Vous le voyez, il y a dans le choix que nous avons fait, dans la position que nous avons prise, autre chose que le vain désir de se distinguer dans des luttes de clientèle, luttes, permettez-moi de le dire, aussi vives au fond de la province qu'au centre de la capitale (1); il y a la volonté expresse de rendre hommage

(1) Je n'ai pas très-bien compris, en effet, ce passage où vous signalez Paris comme le lieu où se tient *un steeple-chase effréné autour des clients*,

à une vérité et de ne point dissimuler une conviction ; le désir, surtout, de ne point laisser périr un titre qui est depuis un demi-siècle porté avec honneur jusqu'au fond du plus humble hameau.

Il y a même dans votre livre un passage qui nous justifie complétement ; c'est celui où vous rangez les médecins dans les quatre catégories suivantes, et où vous dites :

« La première catégorie comprend les homœopathes proprement dits, ceux qui le sont réellement et qui l'affirment hautement. Cette catégorie est nombreuse, et grandit tous les jours.

Seconde catégorie : ce sont les médecins qui sont homœopathes sans le savoir et sans s'en douter. Catégorie très-nombreuse, je dois le déclarer.

Troisième catégorie : ceux qui sont homœopathes au fond du cœur, qui voudraient bien l'être officiellement, mais qui n'osent pas encore ; ce sont les homœopathes de l'avenir, l'espérance de la patrie. Cette catégorie est plus considérable qu'on ne le pense.

Enfin, quatrième et dernière catégorie : ce sont ceux qui affirment hautement n'être pas homœopathes, mais qui exploitent tous les jours à leur profit les nombreuses découvertes des disciples de Hahnemann ; ils se les approprient comme s'ils les avaient inventées (1)... »

Eh bien ! aussi longtemps que ces catégories existeront, nous maintiendrons notre titre d'*homœopathes*.

et où vous avez ajouté : « Oh ! que nous sommes heureux, nous médecins, dans notre paisible province, d'être loin du théâtre de cette guerre, et de n'en percevoir que les échos affaiblis, car les médecins homœopathes ont des luttes plus ardentes que les nôtres. » Voy. p. 160 et Introduction.

(1) *L. c.*, p. 35.

Oui, tant qu'il se trouvera des médecins pour décrier l'homœopathie, la condamner sans études sérieuses, il y en aura pour la défendre; tant qu'il y aura des homœopathes honteux, il y en aura qui ne craindront pas d'arborer les couleurs choisies par leurs maîtres; tant qu'il se trouvera des hommes pour repousser officiellement l'homœopathie, tout en essayant de s'en approprier quelques lambeaux, il s'en trouvera aussi pour défendre l'œuvre de Hahnemann contre une semblable déprédation, et pour la défendre comme vous l'avez fait vous-même, au nom de la science, de la liberté et de la loyauté scientifiques.

Or, ces luttes dureront longtemps encore parce que, ainsi que vous l'avez reconnu, *l'homœopathie est une grande découverte* (1), reposant sur une idée précise, simple dans son expression, mais d'une application difficile; et surtout parce que cette découverte a été l'œuvre du génie, et qu'Hahnemann devait payer tribut aux préjugés de son temps, comme tant d'autres, pour triompher un jour. Son histoire n'a-t-elle pas été mille fois répétée à travers les siècles et ne s'est-elle pas incarnée en quelque sorte, de notre temps, dans la découverte des effets de la vapeur, découverte qui est devenue un triomphe? Ainsi que vous l'avez remarqué, cette « puissance règne aujourd'hui dans la moindre usine où elle centuple les forces de l'homme et la production; elle circule en maîtresse sur les chemins de fer, abrégeant les distances et rapprochant les peuples. Elle s'est installée dans les flancs de nos vaisseaux; et

______

(1) *L. c.*, p. 95.

ces navires aux chaudières embrasées et aux cuirasses de fer vont porter au loin et notre civilisation chrétienne et notre gloire de France, comme ces preux chevaliers d'autrefois, qui dans des corps tout bardés de fer portaient des âmes de feu (1). »

Telle sera un jour l'œuvre de l'homœopathie. Répandue déjà dans les deux hémisphères où des apôtres hardis ont été la pratiquer, elle aussi doit centupler les forces du médecin en lui offrant des moyens précis et nombreux pour guérir ; elle aussi constituera la science comme la civilisation chrétienne a constitué les peuples. Mais pour atteindre à ce but il faut lutter encore. « Après avoir vaincu sa nourrice et ses maîtres, a dit le R. P. Lacordaire, il reste à l'homme de génie une autre tâche, celle de vaincre sa nation et son siècle (2). » Hahnemann a rempli cette condition dans la mesure des forces départies à un seul homme. Par sa découverte et par les guérisons qu'il sut produire, il a vaincu la science qui l'avait nourri, les maîtres dont il avait suivi les enseignements ; il a aussi vaincu sa nation où il laissa tant de disciples illustres ; et l'on peut dire aujourd'hui en considérant la situation de l'homœopathie, qu'il a vaincu le monde. Mais il n'a pas triomphé de son siècle ; sa vie pourtant si longue, fut trop courte pour cela.

Il nous a laissé cette œuvre à poursuivre. Pour atteindre au but il nous faut accepter un rude labeur mêlé de défaites et de victoires. Vous savez sur ce point quelles ont été les épreuves de nos maîtres, quelles sont

(1) *L. c.*, p. 95.
(2) *Conférences de Notre-Dame de Paris*, t. I, p. 18,

celles qu'il nous faut aujourd'hui partager avec eux et vous les avez éloquemment indiquées (1). Vous avez dit aussi quels ont été jusqu'ici nos triomphes ; votre adhésion est un des plus grands que nous ayons remporté depuis longtemps.

Car nous ne pouvons l'oublier ; si vous avez tenté de réduire l'homœopathie à une question de thérapeutique spéciale, vous n'avez pas moins reconnu dans cette dernière une loi, une pharmacodynamie et une posologie. Puis sur les autres questions, nous sommes peut-être bien près de nous entendre, car votre loi d'électivité et votre loi de contingence se rapprochent assez de la loi de spécificité et de l'individualisation hahnemanniennes, pour que nous puissions espérer que nos convictions se confonderont un jour, même sur le terrain de la pathologie.

Dès aujourd'hui vos épreuves sont les nôtres, nos espérances sont aussi confondues ; car vous l'avez dit, après ceux qui ont les premiers accepté le titre d'homœopathes : *un jour nous assisterons au triomphe de la doctrine de Hahnemann* (1) ; non-seulement, dirai-je, de sa thérapeutique, mais de sa doctrine tout entière : doctrine élargie dans son application, précisée dans ses détails et ayant donné à toutes les découvertes une place légitime.

Mais plus votre adhésion nous était précieuse, plus nous devions avoir à cœur d'effacer, dès le début, les nuages qui pouvaient s'élever entre nous. Ce désir me justifiera, j'espère, d'avoir insisté sur des questions

(1) *L. c.*, p. 146 *et passim.*
(2) *L. c.*, p. 94.

bien des fois discutées dans notre école, et de m'être laissé entraîner dans ces longs détails, que je termine en vous offrant,

Très-honoré confrère,

l'assurance de mes sentiments les plus dévoués.

Dr Léon Simon fils.

Paris, le 25 octobre 186...

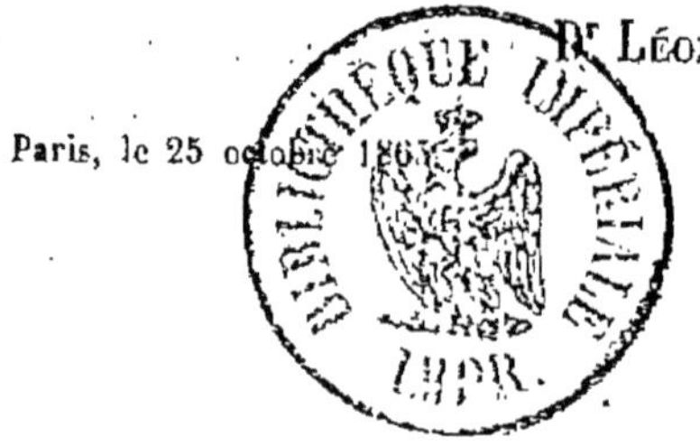

www.ingramcontent.com/pod-product-compliance
Ingram Content Group UK Ltd.
Pitfield, Milton Keynes, MK11 3LW, UK
UKHW020041100726
13658UKWH00003B/1475